Sitzungsberichte des Plenums
und der problemgebundenen Klassen
der Deutschen Akademie
der Wissenschaften zu Berlin

2

1971

B. A. Lapin

Untersuchungen über eine eventuelle Virusätiologie menschlicher Leukämien

(Versuche an Affen)

AKADEMIE-VERLAG · BERLIN

Sitzungsbericht des Plenums
und der problemgebundenen Klassen
der Deutschen Akademie
der Wissenschaften zu Berlin

Jahrgang 1971 · Nr. 2

B. A. Lapin

UNTERSUCHUNGEN ÜBER EINE EVENTUELLE VIRUSÄTIOLOGIE MENSCHLICHER LEUKÄMIEN

(Versuche an Affen)

AKADEMIE-VERLAG · BERLIN
1972

Vortrag gehalten von Herrn B. A. Lapin,
Institut für Experimentelle Pathologie und Therapie Suchumi,
in der Sitzung des Plenums
der Deutschen Akademie der Wissenschaften zu Berlin
am 28. Januar 1971

Herausgegeben im Auftrage
des Präsidenten der Deutschen Akademie
der Wissenschaften zu Berlin
von Vizepräsident Prof. Dr. Werner Hartke

Erschienen im Akademie-Verlag GmbH, 108 Berlin, Leipziger Str. 3–4

Lizenznummer: 202 · 100/569/72
Herstellung: VEB Druckerei „Gottfried Wilhelm Leibniz",
445 Gräfenhainichen/DDR · 3773
Bestellnummer: 2010/71/2 ES 17 H
EDV: 761 705 9
Printed in German Democratic Republic
4,–

Die Leukämien – von VIRCHOW als Krankheitsbild zuerst klar beschrieben – gehören heute zu den wichtigsten malignen Erkrankungen des Blutsystems. Ein großer Teil der bei Tieren auftretenden Leukämien und Geschwülste sind mit dem Vorkommen von Viren verbunden. Die von GROSS, GRAFFI, MAZURENKO, RAUSCHER, MOLONEY, FRIEND u. a. durchgeführten Untersuchungen beweisen, daß murine Leukämien in kausalem Zusammenhang mit Viren stehen. Ebenso gelang bei Hühnerleukosen, bei Leukämien von Meerschweinchen und Katzen der Nachweis einer Virusätiologie. Die Frage nach einer eventuellen Virusätiologie der menschlichen Leukämien ergibt sich zwangsläufig; es wäre ungewöhnlich, wenn der Mensch in dieser Beziehung eine Ausnahme machen würde. Es gibt einige Untersuchungen, die zeigen, daß in menschlichem leukämischem Blut leukämievirusähnliche Teilchen gefunden werden können (DMOCHOWSKI, GRAFFI et al. u. a.). Bis jetzt konnte aber niemand beweisen, daß diese Partikeln mit der menschlichen Leukämie in kausalem Zusammenhang stehen.

Wir wählten für unsere Experimente Affen als Versuchstiere, weil wir hofften, daß sie wegen der Nähe zum Menschen in der phylogenetischen Reihe für ein hypothetisches menschliches Virus am empfindlichsten seien.

Unsere Versuche wurden mit verschiedenen Affenarten durchgführt. Nach unseren Erfahrungen mit Affen verwenden wir im Experiment heute vor allem 2 Affenarten für Übertragungsversuche mit menschlichem Material: *Pavian hamadrill* (*comopithecus hamadryas*) und *Macaca speciosa.*

Als Ausgangsmaterial für unsere Versuche wählten wir zunächst menschliches leukämisches Blut, welches wir parenteral injizierten. Als Kontrolle dienten Tiere, die auf die gleiche Art und Weise normales menschliches Blut erhielten sowie Tiere, denen erhitztes menschliches leukämisches Blut (2 Std. auf 60°) injiziert wurde. Einige Affen bekamen normale Affenzellen inokuliert.

Insgesamt bekamen in diesem ersten Versuch 34 Affen (29 Makaken und 5 Paviane) menschliches leukämisches Blut injiziert. 173 Affen dienten als Kontrollen, davon waren 33 inokuliert worden (Tab. 1.)

Tabelle 1

	Affenart	Art des implantierten Materials	Anzahl der inokulierten Affen	insges.	Erkrankte Affen ausgepr. Krankheit	schwach ausgepr. Krankheit
Versuche	Makaken	Blut leukäm. Patienten	29	11	8	3
	Makaken	Blut oder zellfr. Plasma kranker Affenpassagen	$91 (84_B + 7_F)$	$48 (44_B + 4_F)$	28	20
	Paviane	Blut leukäm. Patienten	5	3	2	1
	Paviane	Blut oder Plasmafiltrat kranker Affenpassagen	14	7	4	3
	Insgesamt		139	69	42	27
Kontrollen	Makaken	Erhitztes Blut leukäm. Patienten	13	0	–	–
	Makaken	Blut von gesunden Menschen	17	0	–	–
	Paviane	Milz-Zellsuspension von gesunden Pavianen	3	0	–	–
	Makaken	Gesunde Makaken ohne Inokulation	110	0	–	–
	Paviane	Gesunde Paviane ohne Inokulation	30	0	–	–
	Insgesamt		173	0		

Die Versuchstiere standen unter täglicher Beobachtung und Kontrolle und wurden alle fünf Tage klinisch untersucht. Alle 2 Wochen wurden Blutuntersuchungen vorgenommen und annähernd alle 2 Monate wurden Knochenmarkpunktionen durchgeführt. Mit Hilfe der Methodik der indirekten Immunofluoreszenz wurden die Leukozyten der Tiere regelmäßig mit Antiserum gegen menschliche Leukämiezellen untersucht. Außerdem wurden Versuche mit Gewebekulturen vorgenommen, die auch elektronenmikroskopisch ausgewertet wurden. Es wurden auch mit Hilfe von Gradientenzentrifugationen Blutproben geprüft und die erhaltenen Bande der elektronenmikroskopischen Untersuchung zugeführt. Des weiteren wurden histochemische Untersuchungen an

Blutausstrichen durchgeführt, die gestorbenen Tiere wurden obduziert und ebenfalls histologisch untersucht.

Die Versuchsergebnisse zeigten, daß bei einem großen Teil der Makaken, die menschliches leukämisches Blut erhalten hatten (11 von 29), das blutbildende System in einen pathologischen Prozeß einbezogen war. Ein Teil dieser Tiere kam im Verlauf von 1–6 Monaten nach der erfolgten Inokulation von Material von Leukämiepatienten ad exitum. Die klinische Untersuchung der Tiere zeigte eine mäßige Vergrößerung der Milz (Abb. 1.), eine Gingivitis und eine schwach ausgeprägte hämorrhagische Diathese. Im peripheren Blutblid zeigten sich einige Blastenzellen (bis 8%) (Abb. 2.).

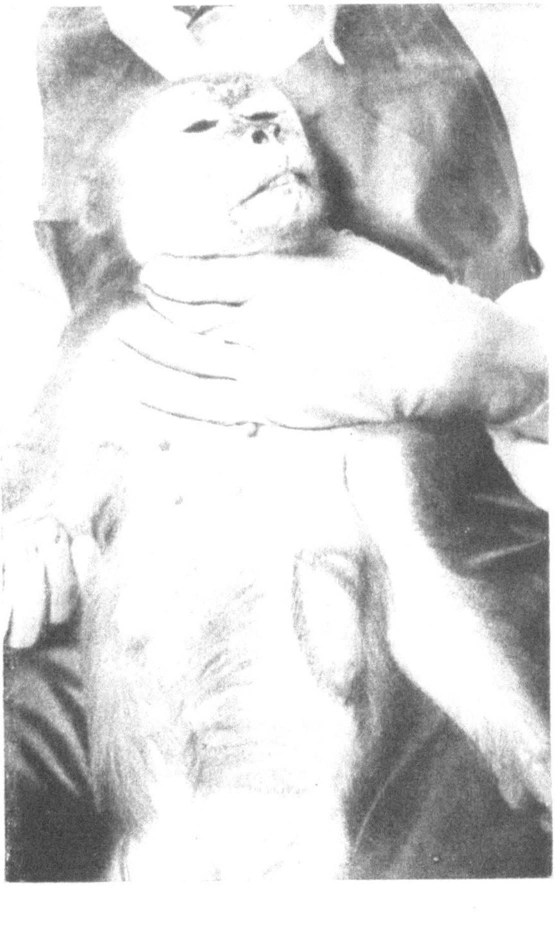

Abb. 1.

Bei Diagnosestellung während der pathologisch-anatomischen Obduktion dieser Tiere hatten wir Schwierigkeiten, da die makroskopischen Anzeichen einer Ersterkrankung fehlten, die einer unbekannten nosologischen Form entsprochen hätten. Bei der histologischen Untersuchung stellten sich proliferative Veränderungen in der Milz, in den Lymphknoten und im Knochenmark heraus, die man möglicherweise als reaktive Veränderungen bewerten konnte.

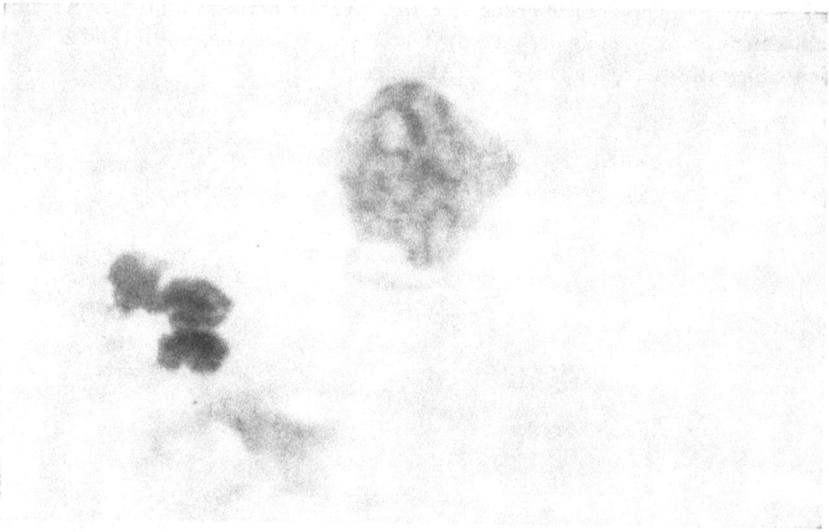

Abb. 2.

Es muß ergänzend hinzugefügt werden, daß bei einigen Versuchstieren, die einige Monate überlebten, das Krankheitsbild in der Stärke der Ausbildung periodisch wechselte, wobei auch alle pathologischen Symptome völlig verschwinden konnten, um nach einem gewissen Zeitraum wieder zu erscheinen. Bei zwei von drei Makaken, die zwei Jahre nach Inokulation noch lebten (und zur Zeit noch leben), zeigte das Krankheitsbild die Ausbildung einer akuten Leukose.

Wie von uns schon früher publiziert worden ist, befindet sich in den Leukozyten von *Macaca speciosa*, die primär mit Blut von Leukämiepatienten inokuliert wurden, ein Oberflächenantigen, das mit Hilfe des Immunofluoreszenztestes mit Antisera gegen Leukozyten leukosekranker Menschen nachgewiesen wird (Abb. 3). Dieses Oberflächenantigen kann im Blut von gesunden Menschen oder Affen, die mit Blut gesunder Menschen inokuliert wurden, nicht

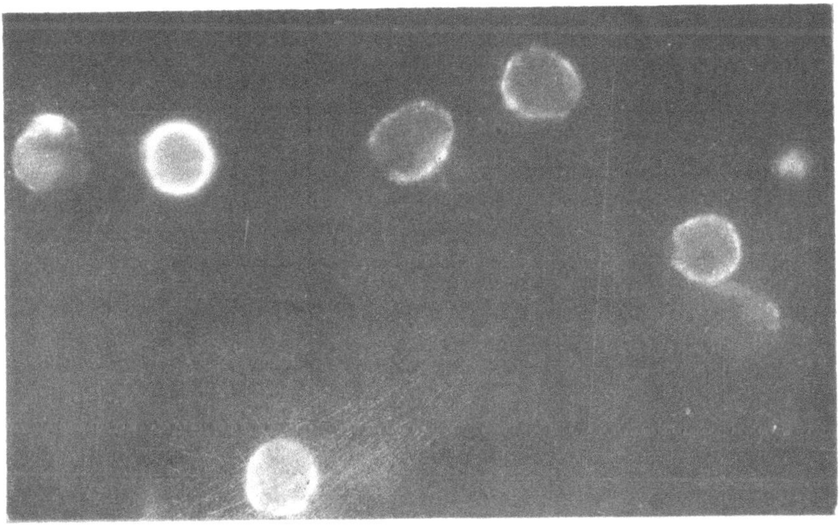

Abb. 3.

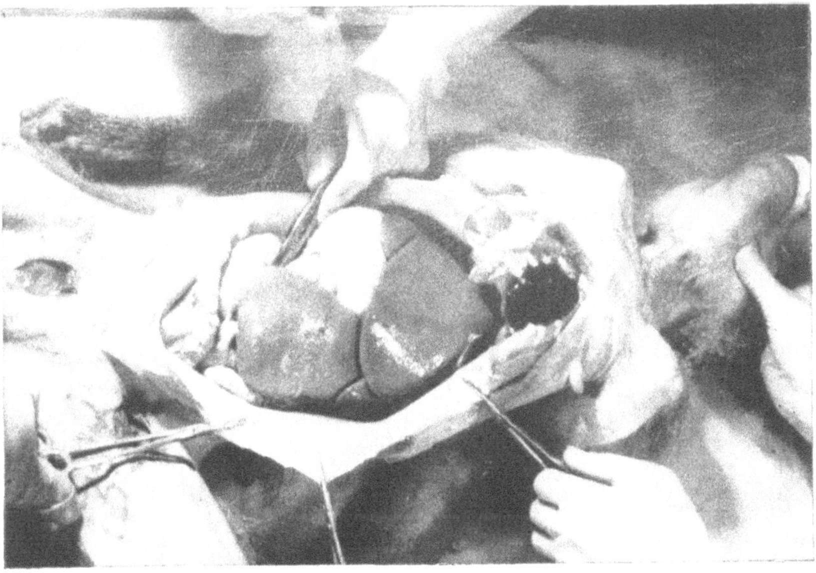

Abb. 4

nachgewiesen werden. Eine vollständige Absorption der Antikörper mit Leukozyten leukosekranker Menschen und Affen wurde beobachtet.

In den Versuchen, in denen Paviane mit den gleichen Materialien injiziert worden waren, entwickelte sich nach $1^1/_2$ Jahren in 3 von 5 Tieren die Krankheit. Ein Tier von diesen 3 erkrankten Affen starb 3 Jahre nach der Inokulation mit einer echten generalisierten Leukose. Ähnlich wie auch bei den Makaken zeigte das klinische Bild eine gewisse Periodizität („Wellenförmigen Ver-

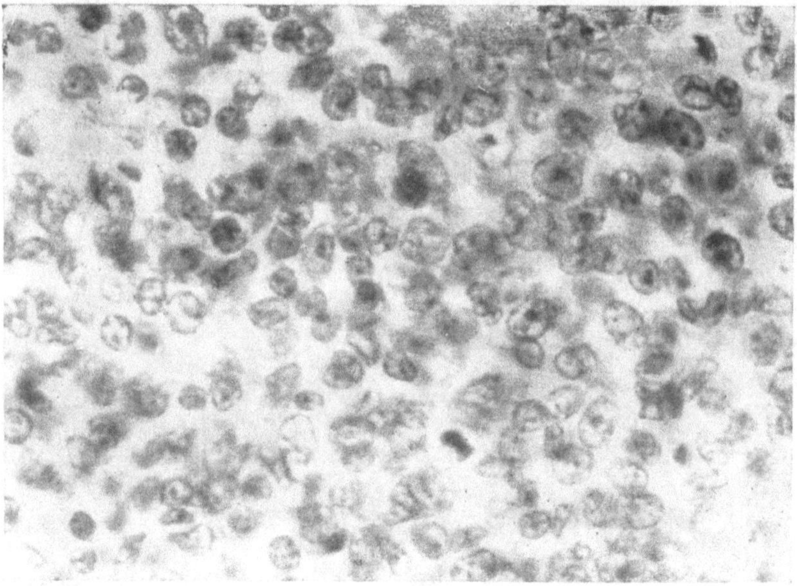

Abb. 5

lauf"), wobei die Symptome völlig verschwinden konnten, dann aber wiederkehrten. Während der Verstärkung der Krankheit zeigten sich als klinische Symptome Splenomegalie (Abb. 4.) und Lymphknotenvergrößerung sowie Hautknötchen und Ulceration. Histopathologisch zeigten sich bei dem gestorbenen Tier Proliferationen unreifer retikulärer Zellen in Milz, (Abb. 5.) Lymphknoten, Lunge, Leber, Niere und in geringem Maße auch im Knochenmark.

Ähnlich wie bei den Makaken, die leukämisches menschliches Material erhalten hatten, fanden sich auch bei den entsprechend behandelten Pavianen Oberflächenantigene in den Blutleukozyten sowie in den Lymphknoten und Milzzellen. In Kontrolltieren fanden sich keine derartigen Oberflächenantigene.

In Gewebekulturen von Blutzellen der erkrankten Paviane und Makaken sowie in Ultrazentrifugaten von Plasma konnten Viruspartikeln beobachtet werden, die den C-Partikeln der murinen Leukämien und den in menschlichen Leukämien beobachteten Teilchen entsprachen (Abb. 6., 7.).

Neben den Versuchen zur primären zellfreien Übertragung menschlichen Materials wurden auch noch weitere Passageversuche von Affe zu Affe vorgenommen.

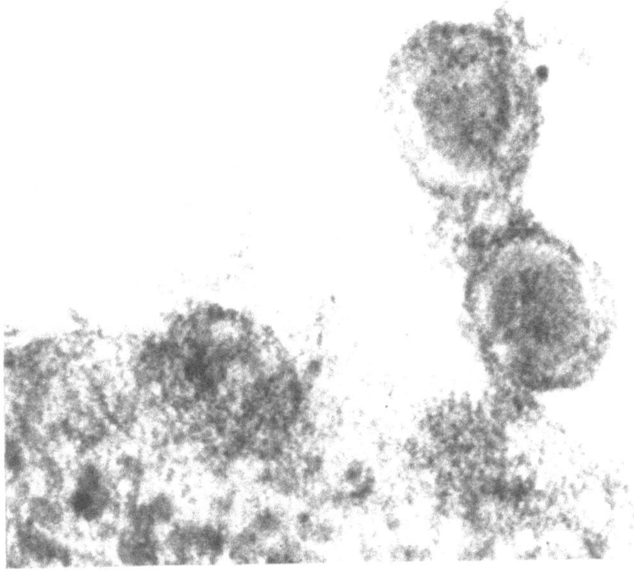

Abb. 6

Gegenwärtig werden 2 Passagelinien geführt (zellfrei und mit Blut). Die Passagen leiten sich von 2 Makaken her, die Material von 2 verschiedenen Leukämiepatienten erhielten. Eine dritte Passagelinie stammt von einem Pavian mit Leukämie. Bis jetzt erfolgten bei den Makaken 10 bzw. 5 Passagen und bei den Pavianen drei. Die Übertragungen erfolgten auf Tiere, die nicht zu der Herde der einheimischen Affen (Suchumi) gehörten, sondern auf Affen, die aus Thailand und Indonesien eingeführt worden waren. Die Tiere kamen in den Versuch, nachdem die über 2 Monate dauernde Quarantäne beendet war, sie wurden auch dann isoliert von den übrigen Affen gehalten. Zur Übertragung wurden Blut sowie Plasmafiltrate verwendet. Das Material wurde intraperitoneal verabfolgt. Die Übertragungen wurden dann vorgenommen, wenn die Krankheitssymptome am stärksten ausgebildet waren, wobei die Passagierung

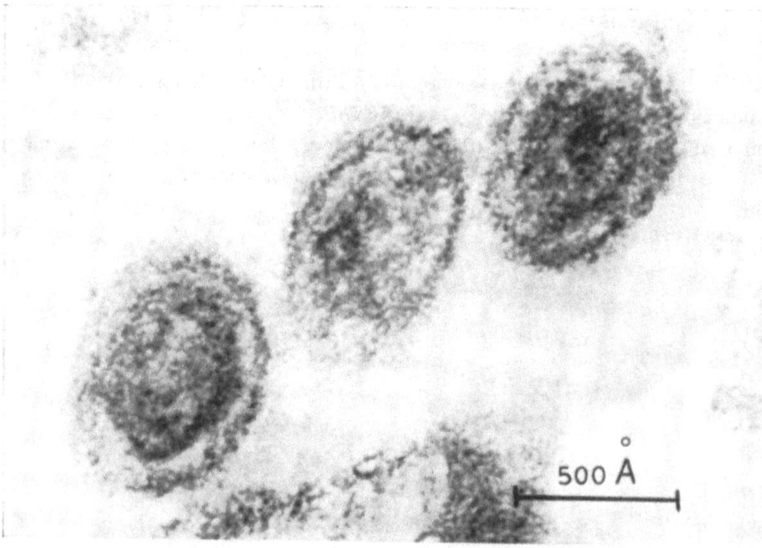

Abb. 7

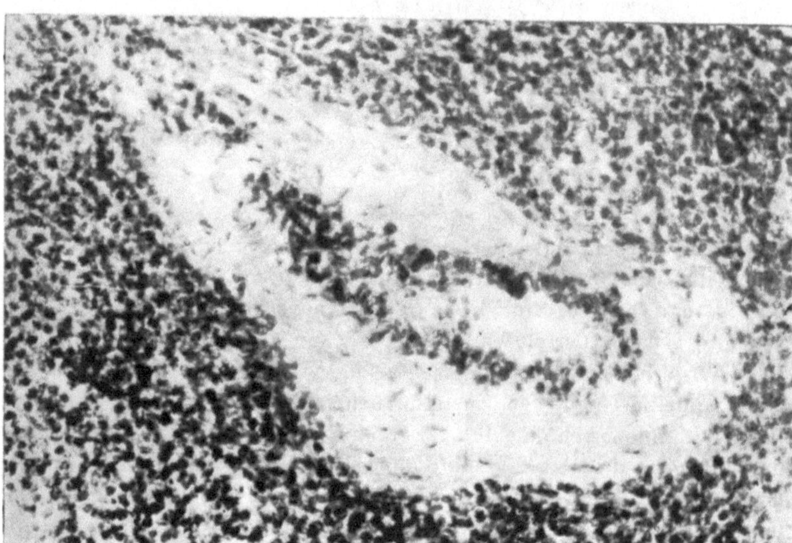

Abb. 8

um so erfolgreicher verlief, je zeitiger sie nach Ausbildung der Krankheitssymptome erfolgte. In den höheren Passagen erschienen die klinischen Symptome beschleunigt; so konnten in der 6. und 7. Passage ausgeprägte Symptome schon nach einem Monat beobachtet werden.

Als klinische Symptome zeigten sich vor allem eine ausgeprägte Milz-Vergrößerung, erhebliche Vergrößerungen der Lymphknoten, Anzeichen einer hämorrhagischen Diathese und das Erscheinen unreifer Zellformen im Blut. Zytologische und histologische Untersuchungen der Milz ergaben eine Proliferation unreifer retikulärer Zellen in den Follikeln und in der roten Pulpa (Abb. 8.).

Analoge Veränderungen findet man in den Lymphknoten. Die Symptome sind bei verschiedenen Affen unterschiedlich ausgebildet. Es ist aber zu beobachten, daß sich diese Symptome im Laufe der Passagen verstärken. Wie auch bei den primär inokulierten Tieren kann in den Passagen bei einem Teil der Tiere ein periodischer Verlauf der Erkrankung festgestellt werden. Ab der vierten Passage kommt zu dem oben beschriebenen Symptomkomplex eine Vergrößerung der Leber hinzu, die bei einigen Tieren erhebliche Ausmaße annahm.

Entsprechend dem Befund bei der primären Inokulation wurde in den Passagen nach Anwendung des indirekten Immunofluoreszenztests mit Immunseren (gegen Leukosezellen von Menschen und Affen) in den Leukozyten der Passagetiere ein Oberflächenantigen gefunden. Die Affen, die für Passagen benutzt worden waren, wurden vorher dreimal mit dem Immunofluoreszenztest untersucht, um sicher zu sein, daß diese Tiere keine leukämiespezifischen Oberflächenantigene aufwiesen. Für gewöhnlich wird das Oberflächenantigen in den Passagen 20–30 Tage nach Inokulation des Materials nachweisbar. Zu diesem Zeitpunkt oder etwas später sind in den Passagen die ersten klinischen Krankheitssymptome zu verzeichnen. Nur bei einzelnen Tieren gelang es uns, das Erscheinen der klinischen Krankheitssymptome vor der Fluoreszenz der Leukozytenoberfläche im peripheren Blut zu beobachten.

Die elektronenmikroskopische Untersuchung von vier 48 Std. alten Leukozytenzellkulturen (2 Kulturen aus jeder Passagelinie) machte es möglich, in diesen Kulturen Virusteilchen nachzuweisen, die analog den Teilchen waren, die bei einem der beiden primär inokulierten Affen beobachtet wurden (und von dem auch die eine Passagelinie stammte).

Gleichzeitig wurden zehn analoge Leukozytenkulturen von gesunden Tieren der gleichen Art untersucht. Es waren in keinem Falle derartige Virusteilchen nachweisbar. Wir möchten darauf hinweisen, daß wahrscheinlich auf Grund der noch geringen Passagezahl und der damit verbundenen ungenügenden Virusadaptation sowie wegen der Verwendung genetisch verschiedener Tiere für die Passagierung die Übertragung nicht bei allen Tieren gelingt. Wesentlich für den Erfolg der Übertragung ist dabei wahrscheinlich die Phase der Erkrankung, in der das Material für die Transplantation gewonnen wird.

Zusammenfassend kann gesagt werden, daß, ausgehend von zwei Affen, die primär mit Blut akut leukoseerkrankter Menschen inokuliert wurden, zwei positive Passagelinien gewonnen wurden. Dabei konnten die in den Passagen auftretenden Erkrankungen als für Leukosen oder leukoseähnliche Erkrankungen typisch charakterisiert werden.

Die Möglichkeit der fortgesetzten Übertragung der Erkrankung mit Hilfe von Blut oder seinen Filtraten sowie die elektronenmikroskopischen Befunde zeigen, daß diese Erkrankung virogener Natur ist.

In engem Zusammenhang mit den oben genannten Untersuchungen stehen Beobachtungen der leukämischen „Epizootie" in Pavianen, die in direktem Kontakt mit den Affen waren, welche menschliches leukämisches Material erhalten hatten. Wir dachten nicht, daß eine horizontale Übertragung möglich sei und setzten daher nach einiger Zeit die inokulierten Tiere in die Käfige und Volieren, die für erwachsene Affen benutzt werden. Indessen erkrankten und starben im Verlauf der letzten $2^1/_2$ Jahre 21 Paviane an echten Leukämien. Das sind $3^1/_2$% unserer erwachsenen Paviane bzw. 5% Affen, die sicher während der letzten 4 Jahre Kontakt zu den inokulierten Tieren hatten.

In letzter Zeit versuchten wir den eventuellen Weg der Virusübertragung ausfindig zu machen. Dabei fanden wir, daß Ultrazentrifugate aus dem Urin leukämischer Affen nach Inokulation in gesunde Affen Anzeichen einer Erkrankung nämlich Splenomegalie, Lymphknotenvergrößerung und das Auftreten von Oberflächenantigenen hervorriefen. Außerdem beobachten wir C-Partikel in Gewebekulturen leukämischer Leukozyten.

Die wichtigste Frage, die sich ergibt und die zur Zeit diskutiert wird, ist, ob es sich bei diesem Virus um ein Leukosevirus des Menschen handelt oder ob es sich vielleicht so verhält, daß nach Injektion von menschlichem leukämischem Blut ein latentes Leukosevirus des Affen aktiviert wird. Der Entscheidung dieser Frage dienen unsere gegenwärtigen Untersuchungen.

Ein positiver Fall, über den ich noch nachfolgend berichten möchte, resultiert aus gemeinsamen Untersuchungen mit Herrn Graffi und seinen Mitarbeitern aus dem Krebsforschungsinstitut in Berlin-Buch. Einer Gruppe von 10 neugeborenen Affen (Pavianen und Makaken) wurde Material eines menschlichen generalisierten abdominalen Tumors, der vom Ovar ausging, appliziert. Das menschiche Material wurde in gleicher Weise mit Hilfe der Gewebezüchtung und hochtouriger Zentrifugierung aufgearbeitet und konzentriert, wie es für die Virusanreicherungen aus tierischen Tumoren üblich ist.

Eines der behandelten 10 Tiere starb nach einer Latenzzeit von $1^1/_2$ Jahren mit folgendem Befund: Dura mater: tumoröse leukämische Infiltrate. Ähnliche Infiltrate in der Leber und Milz. Die übrigen 9 noch lebenden Versuchs-Affen sind noch unter Beobachtung. Es ist wünschenswert, diese Kooperation zwischen dem Institut in Suchumi und dem Berlin-Bucher Akademie-Institut noch verstärkt unter Einbeziehung weiterer Tumorarten sowie einer Variation der Versuchstechnik auszubauen.

Literatur

1. B. A. Lapin und L. Jakovleva: Über die virogene Natur der menschlichen Leukämie. Vestik AMN SSSR 5 (1970)
2. L. Jakovleva: Studies on the conjectural virus nature of human leukemia in experiments on monkeys. Proc. IVth Int. Symp. Comparitive Leuk. Res. Cherry Hill/USA 1969. Bibliotheca Haematologica 36 (1970), 761.

Probleme der Organtransplantation

Von Prof. Dr. HARALD DUTZ

(Sitzungsberichte des Plenums und der problemgebundenen Klassen der Deutschen Akademie der Wissenschaften zu Berlin)

1971. 18 Seiten – 7 Abbildungen – 8° – 3,50 M

Bestell-Nr. 761 624 8 (2010/71/1)

Die Fragen der Organtransplantation und des Ersatzes natürlicher durch künstliche Organe beschäftigen seit einigen Jahren intensiv sowohl die medizinische Wissenschaft als auch die Öffentlichkeit.
Der vorliegende Vortrag stellt einen Versuch dar, die mannigfaltigen medizinischen, juristischen und ethischen Aspekte, die mit dieser Problematik zusammenhängen, in einer Übersicht darzustellen.

Bestellungen durch eine Buchhandlung erbeten

AKADEMIE-VERLAG · BERLIN

Arzneimittel und Gesellschaft

Nationales Symposium veranstaltet vom Institut für Pharmakologie der Deutschen Akademie der Wissenschaften zu Berlin in Gemeinschaft mit dem Institut für Pharmakologie und Toxikologie der Humboldt-Universität zu Berlin vom 20. bis 21. November 1969 in Berlin

Herausgegeben von Prof. Dr. F. JUNG, Prof. Dr. P. OEHME und Dr. H. REIN

(Abhandlungen der Deutschen Akademie der Wissenschaften zu Berlin)

1971. VIII, 198 Seiten – 28 Abbildungen – 27 Tabellen – 4° – Halbleinen 38,– M
Bestell-Nr. 761 458 7 (2001/71/IV/1)

Das Symposium Arzneimittel und Gesellschaft behandelte das vielschichtige Gebiet der Arzneimittelforschung, -produktion und Arzneimittelanwendung in ihrer Beziehung zur menschlichen Gesellschaft. In 36 Beiträgen und vielen Diskussionsbeiträgen wurde zu Fragen der Rationalisierung der Arzneimittelforschung, zu Fragen der Entwicklung der pharmazeutischen Industrie in der DDR und zu Fragen der volkswirtschaftlichen Bedeutung einer wissenschaftlichen Arzneimitteltherapie von anerkannten Fachvertretern Stellung genommen. Arzneimittelverbrauch und Arzneimittelmißbrauch wurden auf dem Symposium sowohl aus der Sicht des praktisch tätigen Arztes als auch aus der Sicht der kostentragenden SVK diskutiert, wobei Arzneimittelschäden ihre zentrale Erfassung und moderne Formen der Arzneimittelsucht einen Schwerpunkt bildeten.
Die Ergebnisse des Symposiums sind von Bedeutung für alle, die mit dem Arzneimittel als Ware oder als Heilmittel zu tun haben, also für die pharmazeutische Industrie, für den Apotheker, für den Arzt und für die Arzneimittel kostentragende SVK.

Bestellungen durch eine Buchhandlung erbeten

AKADEMIE-VERLAG · BERLIN

FSC
www.fsc.org
MIX
Papier | Fördert gute Waldnutzung
FSC® C083411

Zeitfracht Medien GmbH
Ferdinand-Jühlke-Straße 7
99095 Erfurt, Deutschland
produktsicherheit@kolibri360.de